AF501062

ÉTUDE

SUR LE

SERVICE MÉDICAL A BORD

A L'OCCASION DU COMBAT

SUIVIE D'UNE

NOTE SUR L'ÉVACUATION DES BLESSÉS

D'UNE ARMÉE NAVALE

Par le Docteur P. BRÉMAUD

MÉDECIN PRINCIPAL DE LA MARINE
ANCIEN PROFESSEUR AUX ÉCOLES DE MÉDECINE NAVALE
ANCIEN MÉDECIN D'ESCADRE

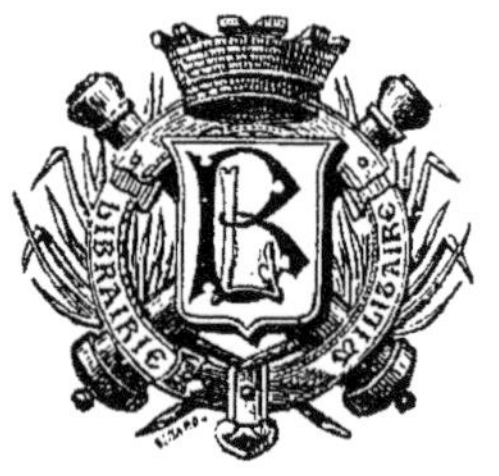

PARIS
LIBRAIRIE MILITAIRE DE L. BAUDOIN
IMPRIMEUR-ÉDITEUR
30, Rue et Passage Dauphine, 30

1897

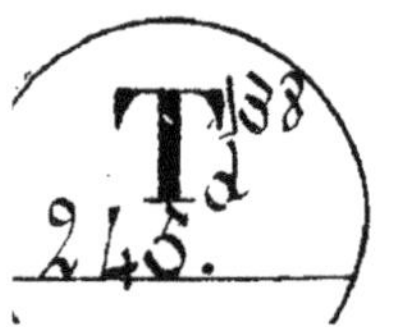

ÉTUDE

SUR LE

SERVICE MÉDICAL A BORD

A L'OCCASION DU COMBAT

SUIVIE D'UNE

NOTE SUR L'ÉVACUATION DES BLESSÉS

D'UNE ARMÉE NAVALE

Par le Docteur P. BRÉMAUD

MÉDECIN PRINCIPAL DE LA MARINE
ANCIEN PROFESSEUR AUX ÉCOLES DE MÉDECINE NAVALE
ANCIEN MÉDECIN D'ESCADRE

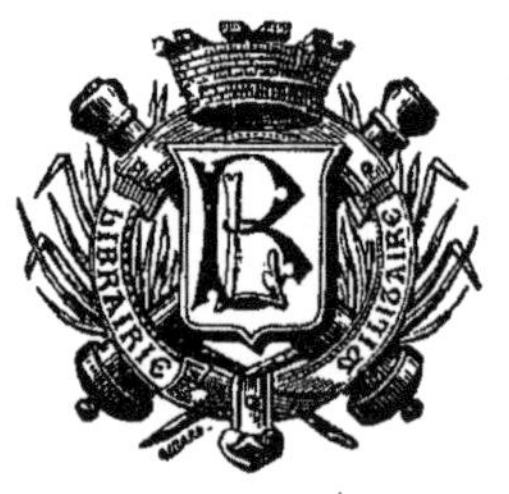

PARIS
LIBRAIRIE MILITAIRE DE L. BAUDOIN
IMPRIMEUR-ÉDITEUR
30, Rue et Passage Dauphine, 30

1897

ÉTUDE

SUR LE

SERVICE MÉDICAL A BORD

A L'OCCASION DU COMBAT

SUIVIE D'UNE

NOTE SUR L'ÉVACUATION DES BLESSÉS

D'UNE ARMÉE NAVALE

Le service médical à bord, à l'occasion du combat, ne peut être considéré comme assuré et réglé suffisamment par la seule prévision d'appareils de transport destinés à faire franchir aux blessés la distance qui sépare le point où ils sont tombés des endroits dits « Postes de Combat », distincts de l'hôpital ordinaire du bord, postes où ils doivent, réglementairement, être rassemblés, et où ils doivent, ceci est toujours sous-entendu, trouver, avec les soins médicaux et chirurgicaux nécessaires, un abri temporaire ou définitif jusqu'au moment de leur guérison ou de leur évacuation sur une formation sanitaire terrestre. Or, si l'on en juge par les différentes publications parues jusqu'à ce jour, il semble que tous les efforts de prévision se soient concentrés sur ce seul point : transport des blessés aux postes de combat, et que les autres côtés de la question aient été jugés ou accessoires ou suffisamment réglés. Telle n'est point notre opinion, et il nous semble nécessaire, avant de déterminer les modes de transport des blessés aux postes de combat, d'examiner ce que valent ces postes de combat, quelles sont leurs ressources, quel peut être leur mode d'utilisation, quelle est leur utilité, à quel moment ils peuvent entrer utilement en action? Ces différents côtés de la question, préalablement examinés, nous permettront de serrer plus efficacement et peut-être de résoudre le problème des secours médicaux à donner à de nombreux blessés à l'occasion d'un combat naval.

CHAPITRE PREMIER

Insuffisance de la réglementation actuelle.

Les règlements actuellement en vigueur, mais élaborés pour une marine qui a complètement disparu, prévoient l'établissement, au moment du branle-bas de combat, d'un ou plusieurs postes où, pendant le combat, devront se tenir les médecins et les infirmiers. Ces postes sont munis des instruments nécessaires, des boissons y sont préparées en abondance pour étancher la soif des blessés; ces derniers sont transportés à ces postes de secours par des équipes formant le *passage des blessés*, placées sous le commandement de l'officier des passages, les médecins n'intervenant près des blessés qu'après leur arrivée aux postes de secours. Le transport des blessés s'effectue pendant le combat. Tel est dans ses grandes lignes l'exposé d'un système facile à établir et suffisant dans les flottes du temps jadis. Les navires disposaient alors de cales spacieuses et facilement accessibles, les ponts étaient dégagés, les panneaux larges rendaient aisé le transport des blessés dans des cadres ou des fauteuils d'établissement facile. La seule difficulté résidait dans l'enlèvement des hommes blessés dans les hunes, difficulté résolue par l'emballage des blessés dans des hamacs et l'affalement de ces hamacs sur le pont. Les postes de secours des vaisseaux et frégates, au-dessous de la flottaison et à l'abri relatif des projectiles, étaient assez vastes pour contenir tous les blessés, quel que fût leur nombre; enfin les blessés ne survenaient que peu à peu en raison de la forme et de la durée du combat; sauf ceux des hunes, ils étaient facilement accessibles en raison de la configuration du bâtiment. Ajoutons que l'ignorance où l'on se trouvait alors des causes de complications des blessures rendait le corps médical peu exigeant au point de vue de la contamination encore ignorée des plaies. Toutes ces causes rendaient le système judicieux et d'application facile. Mais à l'heure présente toutes ces conditions sont changées. La courte durée présumée d'un combat naval entraîne l'accumulation des blessés dans un court espace de temps ; la configuration du navire fait que les blessés tombés dans des endroits souvent difficilement accessibles seront d'une extraction pénible et d'un transport toujours laborieux ; les postes de secours sont restreints et leurs voies d'accès rendues difficiles par la segmentation du navire ; enfin les postes n'ont pas les mêmes qualités de protection.

Nous commencerons ce travail par l'étude des postes de combat, dont la valeur doit, ce nous semble, être le pivot de l'organisation à établir.

Les navires actuels peuvent être partagés en deux classes :

1° Ceux qui n'ont point et ne peuvent avoir de postes de blessés dans les parties protégées ;

2° Ceux qui possèdent des postes dans les parties protégées quelle que soit d'ailleurs la valeur de ces postes.

A bord d'un navire ne possédant point de poste médical dans les parties protégées, le problème de l'action médicale pendant et après le combat semble plus facile à résoudre ; nous nous en occuperons donc tout d'abord. Ce problème peut ainsi être posé :

1° Y a-t-il utilité à rassembler les blessés dans un endroit distinct de l'hôpital du bord, endroit où ils ne seront pas plus à l'abri des projectiles, des péripéties de la lutte ou des luttes subséquentes que dans cet hôpital lui-même ?

2° Quand sera-t-il possible d'effectuer le relèvement des blessés et leur rassemblement ?

3° Quel doit être le mode de relèvement et de transport des blessés ?

4° Quels soins doivent ou peuvent recevoir les blessés ?

5° D'après quelles règles les soins doivent-ils être distribués ?

La solution de ces diverses questions nous mènera logiquement à l'organisation désirée.

Tout d'abord, il paraît évident que, s'il y a égalité de non-protection, entre un hôpital spécialement aménagé depuis longtemps, dans des conditions satisfaisantes d'aération, d'éclairage et d'espace, et un poste sans aménagements dans des conditions inférieures d'éclairage et d'espace, les blessés ont tout intérêt à se trouver dans le premier local et on ne doit recourir à d'autres points que si le premier est devenu insuffisant à contenir les blessés.

La seconde question : *Quand sera-t-il possible d'effectuer le relèvement et le rassemblement des blessés ?* domine en réalité l'ensemble du problème pour tous les navires ; en effet, s'il est impossible de relever les blessés pendant la lutte, il est inutile de prévoir et d'organiser un abri momentané qui ne serait accessible que quand il serait inutile.

Or est-il possible de prévoir et d'organiser efficacement le relèvement des blessés pendant la période de lutte ?

En l'état actuel des choses nous répondrons énergiquement non, dans l'intérêt des blessés eux-mêmes comme dans l'intérêt général, et, ici, c'est l'intérêt général qui domine.

Dans ces moments relativement courts, où tout l'organisme du navire doit concourir à un seul but, défense et triomphe du pavillon, rien ne doit faire obstacle, mettre entrave au libre jeu de cet organisme; le passage des projectiles prime le passage des blessés, pas un homme ne doit être détourné du combat dans un but de faux philanthropisme; le salut du navire est l'intérêt général et prime l'intérêt personnel d'un blessé quel qu'il soit; la protection du navire étant diminuée par le fait du maintien des ouvertures de communication verticale dans les différentes tranches du navire, l'intérêt particulier des blessés ne peut exiger la diminution de la protection efficace, par l'ouverture des voies de communications dangereuses ; enfin la prévision du transport des blessés pendant le combat n'en établit pas la possibilité et l'innocuité au simple point de vue des blessés. Cela n'est point une opinion personnelle et dépourvue de sanction pratique, c'est une opinion générale et le simple langage des faits.

« La question du transport des blessés au poste pendant le combat paraît aujourd'hui tranchée chez nous par la généralité des médecins. On estime que ce transport ne pourra pas se faire pendant l'engagement de près, alors que les boulets de canons à tir rapide forment sur le navire une pluie de fer. Il faudra attendre que la passe de combat, qui n'est jamais longue, soit terminée et le répit que donne une évolution un peu éloignée. Dans la bataille de la rivière Ya-Lu, on a voulu transporter en bas tous les blessés tombé au fur et à mesure de la chute. On ne l'a pu, sur plusieurs bateaux, qu'après l'engagement de près; on eût exposé aux boulets porteurs et blessés. On s'est contenté, pendant le fort du tir, de déposer les blessés tout près à l'abri du gaillard, d'une tourelle, de façon qu'ils ne puissent gêner leurs camarades dans leur fonction de combattants; c'est ce qui a eu lieu sur le *Saikyn-Maru* et l'*Akaji*, qui, à un moment donné, ont eu contre eux la plus grande partie des forces chinoises. » (*Notes médicales sur la guerre sino-japonaise*, par le Dr Delisle, médecin de la division navale de l'Extrême-Orient, in *Archives de médecine navale*, 1895, p. 466.)

D'ailleurs, si le relèvement des blessés est impossible dans le cours d'un combat naval, qu'en résulte-t-il au point de vue des blessés? Qu'ils attendront sur place la fin de la lutte, lutte relativement très courte si on la compare aux engagements terrestres. Sur un champ de bataille à terre, les blessés attendront des heures, et combien d'heures? que les brancardiers viennent les relever.

A bord d'un navire, ils attendront pendant l'heure très courte que semble devoir durer un combat naval, et ils attendront dans de meilleures conditions que sur un champ de bataille; pour eux, pas de chances d'être écrasés par les charges de cavalerie ou d'artillerie leur passant sur le corps, pas de craintes d'être méconnus, non trouvés par les brancardiers, et de rester abandonnés; pas de longs trajets avant d'arriver à un poste de secours, puis à une ambulance distante de plusieurs kilomètres, et qu'un mouvement rétrograde peut faire abandonner avant qu'ils aient reçu les soins nécessités par leur état.

Dans un combat maritime, le blessé est toujours sûr d'être relevé dans l'heure qui suivra sa blessure, car le combat ne durera point plus d'une heure, ou tout au moins sera fractionné en plusieurs épisodes séparés par des intervalles de calme et, le combat fini, le blessé est à cent mètres au plus du poste de pansement et de sa couche; le transport sera alors effectué en toute tranquillité hors du feu de l'ennemi, dans des conditions de sécurité complète, bien différentes des chances de chocs, de heurts, de blessures nouvelles résultant de l'enfièvrement inévitable pendant le combat, sans parler même du danger des projectiles ennemis. D'ailleurs, pour n'être pas relevé immédiatement et transporté à un poste médical de secours, le blessé n'est pas forcément et nécessairement abandonné sans soin d'aucune sorte; le paquet de pansement individuel est applicable dans la marine comme dans l'armée, et, s'il n'est pas encore réglementaire dans notre département, il faut peut-être en rendre cause la croyance à la possibilité du relèvement instantané du blessé et de son transport immédiat au poste de combat. Nous admettons donc que le relèvement des blessés n'est systématiquement possible que quand la lutte est finie, et ici, nous ne parlons pas seulement de l'issue définitive d'un combat naval, mais de la période de lutte seulement, plusieurs épisodes de lutte pouvant se succéder à intervalles plus ou moins longs, pendant lesquels le commandant est juge de l'opportunité du déblaiement du terrain et du relèvement des blessés.

Si, au point de vue médical, cette solution semble acceptable, quelques officiers semblent y faire opposition en se mettant à un point de vue purement militaire.

La présence dans un réduit, dans un espace restreint, de blessés atteints d'hémorragies, se plaignant, gémissant, leur paraît de nature à affaiblir l'énergie des combattants; l'enlèvement rapide et immédiat des blessés leur apparaît comme une nécessité d'ordre moral.

Cette opinion très judicieuse mérite considération, et il est facile d'y donner satisfaction sans rien abandonner du principe que nous venons d'admettre; elle doit cependant être examinée de près et quelque peu discutée, car elle prend sa source dans une appréciation exagérée et par cela même inexacte de l'attitude des blessés.

Je ne pense être contredit par aucun médecin en affirmant :

1° Que les plaintes, les gémissements, les cris d'un blessé et leur durée sont en raison inverse de la gravité de ses blessures;

2° Les blessures par arme à feu et par choc déterminent une sorte d'étonnement général, une perte de sensibilité très remarquable par son intensité et sa durée.

Le blessé tombe, reste immobile, quelquefois perd toute connaissance; ce n'est que beaucoup plus tard que la sensibilité réapparaît et avec elle les plaintes et les cris. Cette anesthésie était systématiquement mise à profit par les anciens chirurgiens militaires: ils pratiquaient pendant sa durée des opérations qui plus tard eussent été horriblement douloureuses, le chloroforme et l'éther étant alors ignorés et les hypnotiques inconnus.

Or, dans l'hypothèse d'un combat naval, que seront donc les blessures, sinon des blessures par choc et des blessures graves dans l'immense majorité des cas ; les plaies légères, en séton, de projectiles de petit calibre, seront rares ou nulles ; et les blessures dues aux éclats d'obus, aux projectiles doués d'une vitesse initiale excessive, ne peuvent être que des blessures graves. Les blessés seront trop grièvement atteints pour qu'ils puissent se plaindre bruyamment et longtemps ; leurs cris, leurs attitudes n'auront point de prise sur le moral de leurs camarades enfiévrés par l'action ; enfin nos matelots ne sont pas d'un moral si fragile, et ne se laissent pas émouvoir si facilement ; l'histoire de la marine française est là tout entière pour le prouver. Mais ainsi réduite à ses justes proportions, il convient de reconnaître que la présence de blessés trop rapprochés peut être un inconvénient, au point de vue possible du moral des combattants, au point de vue incontesté de l'encombrement causé par le blessé et de la gêne qui peut en résulter pour l'action militaire.

Le blessé peut, dans ces cas, être écarté du point où il gêne sans qu'il en résulte la nécessité d'un transport immédiat dans un point éloigné du navire, que l'on est obligé de reconnaître actuellement inaccessible.

Nous reconnaissons donc qu'il y a là une indication dont il faut tenir compte et sur laquelle nous reviendrons en temps et lieu. Pour le moment, nous nous bornons à établir ce principe : *Pendant le combat, les blessés ne peuvent être systématiquement relevés et transportés aux postes de secours ; ils doivent attendre la fin de la lutte, en utilisant, s'ils le peuvent, les sachets de pansements individuels et les abris que peut offrir la configuration du poste où ils ont été blessés ou des lieux avoisinants.*

La lutte étant terminée, le relèvement des blessés et leur transport aux postes de secours pourront être ordonnés par le commandement. Avant de nous occuper du mode de relèvement et de transport des blessés, il est nécessaire de déterminer d'abord ce que peut et doit être le poste de secours lui-même.

Nous sommes toujours dans l'hypothèse du navire n'ayant point dans ses parties protégées de place disponible pour les blessés. Si l'hôpital du bord existe encore, ce sera évidemment un endroit de choix ; s'il n'existe plus, détruit par la canonnade ennemie, le poste de secours devra être l'endroit où les blessés auront le maximum de sécurité et entraîneront la moindre gêne pour le service intérieur du navire et la navigation.

Cet endroit peut être prévu, mais non déterminé avec une certitude absolue, car on ne peut déterminer sûrement les points que les boulets ennemis auront respectés de préférence; il semble donc illusoire de fixer cet endroit d'avance, le choix résultant de circonstances dont la contingence est infinie.

L'impossibilité où l'on est de déterminer ce point et de l'organiser par avance, entraîne donc les conclusions suivantes :

1° *Nécessité de rassembler pendant le combat, dans les parties protégées du navire, le personnel et le matériel médical afin d'en avoir la libre disposition assurée après la lutte ;*

2° *Nécessité de répartir les blessés relevés après le combat, dans l'hôpital du bord, principalement, et accessoirement partout où ce sera possible, au mieux des intérêts généraux, selon le nombre des blessés et l'état du navire ;*

3° *Nécessité de prévoir un matériel pouvant servir à établir un poste de secours promptement, dans un point du navire choisi suivant les circonstances.*

Examinons maintenant le cas où le navire possède dans ses parties protégées des points pouvant servir de postes de secours pour les blessés.

Une conception idéale, que tous les médecins voudraient voir réalisée, serait le transport immédiat de tout blessé, au moment même de sa chute, dans un abri organisé en hôpital avec salle de chirurgie, de façon que le blessé fût immédiatement opéré s'il y a lieu, dans tous les cas pansé de façon à lui permettre une prompte évacuation sur un hôpital à terre. Mais cet idéal ne saurait être réalisé que sur des navires construits d'après un type encore inconnu; enfin, nous nous occupons non de l'avenir, mais du présent et de ce qu'on peut réaliser sur les navires actuellement en service.

Nous allons donc examiner, sur les types actuels de navires de l'Escadre du Nord, ce que vaut un poste de blessés, ce qu'on y peut faire, le moment où il peut efficacement entrer en action, et, une fois ces points déterminés, étudier de quelle façon on peut les utiliser au mieux des intérêts de tous; enfin essayer de régler ce que sera l'action médicale à l'occasion du combat.

Mais il est un principe qui peut être établi tout d'abord, et qu'il est nécessaire d'indiquer. *Il n'y a point d'opération possible pendant le combat*. Quelle que puisse être l'installation d'un poste de blessés dans les parties protégées d'un navire, le fait brutal de l'ébranlement considérable causé par le tir des grosses pièces est un obstacle à toute intervention chirurgicale quelque facile qu'elle puisse être par elle-même.

Ce n'est pas à un moment où il y a impossibilité matérielle à écrire, où la plume fait sur le papier des écarts de plusieurs centimètres, où l'homme couché fait des soubresauts involontaires, où les portes fermées s'ouvrent en arrachant leurs gonds, qu'un chirurgien pourra se livrer à la recherche d'une artère ou pratiquer une opération quelconque. Il suffit d'avoir passé quelques moments à bord d'un cuirassé pendant un exercice de tir, pour être fixé à cet égard, et, dans l'état actuel de l'armement, on peut, on doit poser en axiome ce fait qui domine la question : *Pendant le combat, pas d'intervention chirurgicale*, le rôle du chirurgien est limité à l'application de pansements et à l'arrêt des hémorragies par compression, garrots, pelotes, etc.

Ce principe posé, que sont actuellement les postes médicaux de combat? Quelle peut être leur utilisation effective? Ces postes sont-ils adéquats aux nécessités du service?

Voici d'après les rapports des médecins-majors, la situation de chaque bâtiment, tant au point de vue de la disposition des postes médicaux, qu'au point de vue de la répartition de l'équipage dans les différents points du navire en branle-bas de combat. Deux tableaux donnent un résumé facilement lisible de la répartition de l'équipage, et des conditions de l'hôpital permanent.

Un troisième tableau donne la valeur des postes médicaux distincts de l'hôpital permanent.

I.

Tableau relatif au personnel du navire et à sa répartition pendant le branle-bas de combat.

NOMS DES BÂTIMENTS.	EFFECTIF DU NAVIRE A L'ÉTAT D'ARMEMENT COMPLET.				RÉPARTITION DU PERSONNEL LORS DU BRANLE-BAS DE COMBAT.			
	Officiers.	Personnel de la machine.	Sous-officiers et marins.	TOTAL.	Au-dessous du pont cuirassé	Tourelles.	Hunes.	Parties non protégées.
Suffren	41	53	634	728	85	60	12	571
Requin	16	92	272	380	254	16	12	98
Jemmapes	15	59	273	347	176	16	14	143
Hoche	32	167	410	609	218	16	9	366
Dupuy-de-Lôme	25	191	300	516	211	Autres parties protégées 193 + 42		70
Chasseloup-Laubat	14	106	209	329	133	28	»	168
Friant	14	110	204	328	128	»	»	200
Latouche Tréville	22	85	283	390	178	42	Abrités par la culasse latérale 150	20
Coëtlogon	11	61	132	204	61	»	»	143
Surcouf	11	60	131	202	65	»	»	137
Epervier	8	38	115	161	53	»	»	108

II.

Tableau relatif à l'hôpital permanent du bord.

NOMS DES BATIMENTS.	EMPLACEMENT de L'HÔPITAL.	SUPERFICIE.	CONTENANCE en lits fixes.	SUPERFICIE disponible.	PEUT-ON Y FAIRE une opération importante?
		mèt.			
Suffren	Extrémité *N* de la batterie.	59,76	6	»	Au mouillage, oui ; à la mer, conditions très médiocres.
Requin	Superstructure de tôle derrière la tourelle *N*	43	8	39,9	Oui.
Jemmapes	Au milieu de la batterie à bâbord	17	1	Néant.	Au mouillage, oui ; à la mer, non.
Hoche	En arrière de la tourelle *N* au-dessous du spardeck	53	8	Considérable.	Oui.
Dupuy-de-Lôme	A bâbord au milieu de la batterie	36	8	?	Au mouillage, oui ; à la mer, non.
Chasseloup-Laubat.	Faux-pont bâbord au milieu du bâtiment.	36	8	Nulle.	Au mouillage, à la rigueur, sur un des lits fixes.

NOMS DES BATIMENTS.	EMPLACEMENT de L'HÔPITAL.	SUPERFICIE.	CONTENANCE en lits fixes.	SUPERFICIE disponible.	PEUT-ON Y FAIRE une opération importante?
		mèt.			
Friant...........	Faux-pont bâbord au milieu du bâtiment.	36	7	Nulle.	Au mouillage, à la rigueur, sur un des lits fixes.
Latouche-Tréville.	Batterie au centre bâbord......... ...	»	7	Id.	Absolument impossible.
Coëtlogon.......	Faux-pont avant bâbord............	»	2	Id.	Idem.
Surcouf.........	Faux-pont AV.......	15	4	Id.	La moindre opération est impossible.
Epervier.........	Faux-pont arrière tribord............	»	1	Id.	Le peu de place empêcherait toute opération grave compliquée ou de longue durée.

III.

Tableau relatif aux postes médicaux de combat distincts de l'hôpital permanent.

NOMS des BATIMENTS.	NOMBRE DE POSTES.	EMPLACEMENT DES POSTES.	CONDITIONS PARTICULIÈRES des postes.	NOMBRE DE BLESSÉS qu'ils peuvent abriter.	VALEUR DES POSTES au point de vue des opérations.
Suffren.........	2	1. Réduit des sacs. 2. Poste des seconds-maîtres...	Aération très médiocre, éclairage insuffisant......	12 35	Emplacement suffisant pour toutes sortes d'opérations; mais l'aération défectueuse est un obstacle à l'anesthésie et rend toute opération difficile.
Requin.........	3	1. Compartiment H16..........	Protégé au-dessous de la flottaison, trois lampes électriques, aération très large...	12	Opération facile.
		2. Compartiment E03..........	Lampe électrique.	16	Opération possible.
		3. Batterie cuirassée Æ près du grand sabord tribord..........	Destiné à servir de dépôt de cadavres.		
Jemmapes......	2	1. Compartiment du guindeau.... 2. Avant de la manche à vent Æ.	Aération insuffisante.......... Aération absolument insuffisante.	2 12	Aucune opération ne pourrait être tentée, l'anesthésie étant rendue impossible à cause du défaut d'aération. Il faudrait attendre la fin du combat et l'ouverture de tous les panneaux.

NOMS des BATIMENTS.	NOMBRE DE POSTES.	EMPLACEMENT DES POSTES.	CONDITIONS PARTICULIÈRES des postes.	NOMBRE DE BLESSÉS qu'ils peuvent abriter.	VALEUR DES POSTES au point de vue des opérations.
Hoche.........	2	1. Au-dessous du pont cuirassé *AV*.	Eclairage électrique, eau chaude et froide.......	35	En raison des conditions d'aération et de température ils ne peuvent qu'être temporaire, et il semble impossible d'y pratiquer une opération sérieuse.
		2. Au-dessous du pont cuirassé *Æ*.	Chaleur intense, aération insuffisante..........	20	
Dupuy-de-Lôme..	1	Cambuse........	Aération nulle...	»	Anesthésie impossible par suite du manque d'aération.
Chasseloup-Laubat........	Pas de poste de combat utilisable pour recevoir temporairement les blessés ou faire une opération pendant le combat.				
Friant.........	Pas de poste de combat utilisable comme abri temporaire ou salle d'opération pendant le combat.				
Latouche-Tréville	1	A l'extrémité Æ au-dessous du pont cuirassé........	Protégé par la cuirasse latérale, aération nulle, les sabords fermés..	10	L'anesthésie et l'opération impossibles pendant la fermeture des sabords. Il faudrait attendre la fin du combat et l'ouverture des sabords.

Coëtlogon. — Pas de poste autre que l'hôpital du bord.
Surcouf. — Pas de poste autre que l'hôpital du bord.
Épervier. — Pas de poste autre que l'hôpital du bord.

Il résulte de cette nomenclature que, à part l'exception du *Requin*, les postes de blessés situés dans les parties protégées des navires et distincts de l'hôpital permanent :

1° Ne sont pas suffisamment vastes pour loger même momentanément le nombre de blessés auquel on peut s'attendre après un combat naval sérieux ;

2° Ne sont pas aménagés pour pouvoir y exécuter dans des conditions convenables de sécurité chirurgicale, des opérations nombreuses et variées ;

3° Ne peuvent servir à l'habitat, pendant plusieurs jours, de blessés quels qu'ils soient, même en nombre restreint.

Si l'on rapproche ces faits de ceux précédemment acquis, le transport des blessés pendant les périodes de lutte sera jugé illusoire et inutile; il ne peut être effectué qu'après le combat ou pendant ses intervalles, s'ils sont suffisamment prolongés, et comme toute opération chirurgicale est impossible pendant le combat, on est amené à regarder l'action médicale comme insuffisamment préparée par les règlements actuels.

Que pourrait on faire ? et quelles règles pourrait-on proposer, définissant, comme le demande une note du conseil des travaux en date du 12 août 1894, les principes suivant lesquels doit être assuré le service des blessés à bord ?

Un changement de situation des postes de blessés peut être considéré comme impossible dans l'hypothèse du fonctionnement des postes pendant le combat, puisque les postes ont été choisis dans les seuls emplacements disponibles pendant la durée de l'action ; c'est du reste à cette nécessité préconçue qu'il faut attribuer les conditions fâcheuses d'aération et de température que présentent la plupart de ces postes.

C'est donc à une conception différente du service des blessés qu'il faut s'adresser pour assurer l'amélioration de ce service.

CHAPITRE II

Règlementation proposée.

En prenant pour guides les nécessités médicales, l'ordre dans lequel ces nécessités se produisent, le temps dans lequel on peut y satisfaire et enfin l'espace dans lequel on peut se mouvoir, nous sommes amené à tracer la ligne de conduite qui suit :

Après le combat, ramasser les blessés, les trier en deux catégories :

A) Blessés n'ayant besoin que d'un pansement sommaire.

B) Blessés ayant besoin d'une opération ou d'un pansement compliqué.

Ces derniers seuls seraient portés à un poste aménagé en salle de chirurgie facilement accessible, et après opération ou pansement, seraient répartis dans les parties du bâtiment aptes à les recevoir.

Le fonctionnement de ce service assure :

1° Le relèvement des blessés, leur triage, leur répartition dans des locaux désignés ;

2° La distribution des soins immédiate, opérations, pansements ;

Le fonctionnement de ce même service doit être assuré par un matériel convenable et un personnel suffisant pour satisfaire à ces devoirs multiples.

Relèvement des blessés, triage, répartition. — En nous occupant ici du relèvement des blessés, nous sortons évidemment des limites fixées à l'action médicale par l'arrêté ministériel du 24 juin 1886, d'après lequel le service du relèvement des blessés est confié au maître voilier sous la direction de l'officier des passages, les médecins et infirmiers devant se tenir au poste des blessés et attendre.

En revendiquant le relèvement des blessés pour le service médical, nous ne faisons qu'obéir à la logique des choses et à un mouvement d'opinion qui se traduit par les différentes publications parues aux *Archives de médecine navale* et à la *Revue maritime et coloniale*, par les rapports de tous les médecins des navires des trois escadres, par les appréciations de très nombreux officiers et commandants et par ce fait que les amiraux commandant les escadres ont transmis sans opposition, les nombreux rapports où ces revendications étaient longuement exposées.

On ne peut, en effet, discuter ce point que l'on peut considérer *à priori* comme acquis :

Le personnel le plus qualifié pour assurer, dans les meilleures conditions techniques, le relèvement des blessés est le personnel médical. Mais il est une question particulière qui a une importance autrement grande et dont la solution est préalablement nécessaire pour faire accepter une modification au texte de l'arrêté ministériel. En fait, le relèvement des blessés, dans les conditions les plus grandes possibles de bien-être, n'est pas l'objectif poursuivi par le commandement, cet objectif est la plus grande célérité possible dans le relèvement des blessés.

Il faut évidemment que dans l'intervalle, très court peut-être, qui séparera deux épisodes de lutte, il faut qu'après un combat, le terrain soit déblayé dans le minimum possible de temps, afin que le navire soit prêt à de nouveaux risques et à toutes les circonstances de la navigation, sans aucun encombrement dans les passages. Voilà le point essentiel, puisqu'il s'agit là du salut de tous et non de l'intérêt de quelques individus, et le commandement, tout en reconnaissant que le personnel médical relèverait mieux les blessés, peut avoir des raisons supérieures l'amenant à les faire relever moins bien pour les faire relever plus vite.

C'est là, semble-t-il, le nœud de la question et il me paraît nécessaire d'insister sur ce point que, selon toute vraisemblance, le personnel médical procéderait au relèvement des blessés non seulement avec plus de sécurité pour les blessés, mais avec plus de rapidité que tout autre personnel.

On ne fait vite et bien que ce qu'on a l'habitude de faire; or des hommes n'ayant point l'habitude des blessés, incapables de distinguer comment on doit transporter un blessé de la tête, un blessé de la jambe ou du tronc, non seulement porteront avec précaution un homme évanoui sans blessures, et négligeront un blessé mourant d'une hémorragie, que le médecin pourrait arrêter, mais transporteront indistinctement et de la même façon les blessés incapables de mouvements personnels et ceux qui, à la rigueur, pourraient marcher; empressés et maladroits, ils feront souffrir les blessés et c'est alors que ceux-ci, arrachés à leur torpeur, pousseront des cris, des gémissements de nature à émouvoir les hommes soustraits à l'ardeur de la lutte.

Cris des blessés, hésitation des porteurs, lenteur des mouvements, tout s'enchaînera pour aboutir à une lenteur très grande de l'évacuation des blessés.

Au contraire, des équipes préalablement exercées opéreraient ce mouvement avec rapidité et sécurité, après qu'un triage préalable des blessés aurait fixé leur répartition et leur mode de transport.

Or cette fixation du mode de transport ne peut être déterminée avec avantage que par un médecin, et ces modes de transport sont nombreux : cadres, fauteuils, brancards, couvertures, sans compter les modes plus fréquents de transport à bras avec un, deux, trois, quatre porteurs; et l'évacuation des blessés sera d'autant plus prompte que ces modes de transport seront judicieusement employés.

En chargeant le service médical du soin de relever les blessés et de les transporter aux postes de secours, le commandement assurerait, croyons-nous, la promptitude et la sécurité de cette opération, il y trouverait aussi l'avantage de la disponibilité d'un personnel de maîtres et de sous-officiers, dont l'emploi serait sans doute plus efficace aux besognes multiples qui s'imposent à l'issue d'un combat.

Mais que ces vues soient admises ou ne le soient pas, que le service médical soit ou non chargé du relèvement des blessés et de leur transport aux postes de secours, le service médical est seul apte à trier les blessés et à déterminer la nature de l'intervention médicale, et par conséquent vers quel poste le blessé doit être dirigé ; autrement il en résulterait une confusion fâcheuse dans les postes médicaux qui ne pourraient être installés au mieux de la division et par suite de la rapidité et de la perfection du travail ; il en résulterait encore une confusion par encombrement, par suite de la modification, après coup, de la destination des blessés et des itinéraires à suivre.

Nous occupant maintenant des postes de secours, il faut déterminer quelle sera leur organisation, leur valeur, et ce qu'il convient de faire pour assurer le maximum de rendement de leur fonctionnement.

En temps actuel, nous l'avons vu, les postes de combat prévus sur les navires sont insuffisants, leur aménagement est très sommaire ; enfin il n'existe aucune indication propre à guider le médecin, et déterminant l'objectif qu'il doit poursuivre.

Or la fixation de cet objectif est chose nécessaire, car selon qu'il sera déterminé d'une façon ou d'une autre, il entraînera des divergences considérables dans la nature de l'intervention chirurgicale.

C'est ce point que nous examinerons tout d'abord et qui peut être résolu de deux façons différentes, suivant la nature même de l'action militaire.

Deux cas peuvent en effet se présenter :

1° Le combat est soutenu par une force navale dont la base d'opérations est rapprochée ou facilement accessible ;

2° La base d'opérations est lointaine ou difficilement accessible.

Il semble que, dans le premier cas, le commandement aura pour objectif de se débarrasser des blessés le plus rapidement possible, et l'objectif médical devra être exclusivement de mettre les blessés en état d'être évacués dans le minimum de temps.

Dans le second cas, les blessés devront être gardés à bord des navires et l'objectif médical sera le traitement et la guérison des blessés.

Ces deux objectifs différents entraînent des différences marquées dans la conduite que devront tenir les médecins ; dans le premier cas, l'action chirurgicale est aussi limitée que les circonstances le permettent, rien que les opérations strictement nécessaires, mais quantité de pansements contentifs destinés à permettre le transport immédiat; dans le second cas au contraire, exécution immédiate de toutes les opérations utiles, aménagement des blessés pour un long séjour et soins consécutifs jusqu'à la guérison peut-être.

Ces deux objectifs médicaux ne pouvant être atteints que par des moyens différents, il est nécessaire que, dès la cessation du combat, le service médical soit informé des intentions du commandement, pour qu'il règle sa conduite technique suivant les circonstances.

Supposant ce premier point résolu et laissant de côté le mode particulier d'intervention médicale près des blessés, il faudra cependant de toute nécessité que cette intervention soit assurée.

Pour essayer de déterminer la façon d'assurer et de régler cette intervention, nous ne nous préoccuperons tout d'abord que des nécessités ou convenances médicales, puis nous rechercherons ce qui dans la pratique peut être fait.

Nous sommes amené à poser les principes suivants :

Pour rendre après un combat l'intervention médicale aussi efficace et aussi rapide que possible, il faut diviser le travail.

Reconnaissance et triage des blessés. — Les blessés après examen sur place sont divisés en trois catégories :

Éclopés ayant besoin d'un simple pansement ;

Blessés graves à opérer ;

Blessés graves à panser.

Ces deux dernières catégories sont déterminées par la nature des blessures et par la connaissance des intentions du commandement sur la direction à donner aux blessés après le combat (Évacuation ou maintien à bord).

Transport des blessés. — Les blessés, ainsi reconnus et triés, sont dirigés sur des locaux distincts d'après les indications du service médical qui fixe également le mode de transport.

Poste de pansement. — Ce premier poste, où des pansements simples doivent seuls être exécutés, peut être dirigé par un infirmier et exige un matériel simple, de l'eau chaude et froide, des solutions antiseptiques, un approvisionnement de matériel de pansements.

Poste d'opérations ou pansements compliqués. Ici il faut une installation plus complète, un matériel plus considérable ; c'est une salle de chirurgie comprenant une table à opérations, table pour instruments, récipients pour les diverses solutions antiseptiques, étuve pour stériliser les instruments, eau chaude et froide. Approvisionnement considérable de matériaux de pansement ; un éclairage abondant est indispensable. Comme personnel, deux médecins et un infirmier suffisent.

Installation des postes. — Le poste de pansement peut être installé facilement dans un endroit quelconque, pourvu qu'il soit à proximité d'un tuyau donnant de l'eau douce à volonté et qu'il contienne une table ordinaire sur laquelle l'infirmier dépose les récipients des solutions antiseptiques, prépare ces dernières et installe les matériaux de pansement.

Ceux-ci peuvent consister en paquets faits préalablement, formant un petit nombre de ballots, renfermant : bandages carrés et triangulaires, bandes de toile et de gaze, bandes pour doigts, coton cardé, écharpes, sparadrap de diachylon, coton absorbant, étoupe, compresses petites et grandes, Agaric, épingles à suture, épingles de sûreté, fil.

Ce matériel très simple suffirait avec la trousse de l'infirmier aux besoins de ce poste.

Poste de chirurgie. — Destiné aux pansements et aux opérations compliquées, ce poste peut avec avantage, sur certains navires comme le *Hoche*, le *Requin*, le *Dupuy-de-Lôme*, être l'hôpital permanent du bord, mais sur la plupart des navires, ce poste ne peut être installé qu'au moment de s'en servir. Nous considérerons ces deux cas, poste de fortune, poste permanent.

Poste de fortune. — Le matériel de ce poste, conservé en temps ordinaire et pendant le combat, dans les parties protégées du navire, afin d'être trouvé sûrement en temps utile, peut être dressé dans tout endroit réunissant les conditions nécessaires d'espace, d'aération, de clarté et de facile approvisionnement d'eau. Ce poste peut être installé rapidement par le second médecin pendant que le médecin-major opère le triage des blessés et donne ses indications sur le mode de transport. Le choix de l'emplacement du poste est facilité par ce fait que le combat est fini et qu'il n'y a plus à s'occuper de la protection contre les projectiles, que le transport des blessés n'est plus entravé par le passage des projectiles et la fermeture des voies de communication. Les conditions sont analogues à celles du temps de paix et nombre d'espaces vastes et largement éclairés peuvent à ce moment être utilisés, auxquels il serait puéril de songer pendant la période de combat.

Quant à l'aménagement du poste, voici en quoi il doit consister pour remplir complètement son but.

Table d'opération. — Table pour instruments, fontaines de fer blanc émaillé, ou verre fort pour liquides antiseptiques. Étuve pour stériliser les instruments; coffres de combat du Dr Cazeau, sac chirurgical d'ambulance, caisse d'instruments du médecin, fort approvisionnement de matériaux de pansement. Ces objets de pansement pourraient avec avantage être renfermés en un certain nombre de ballots conservés en temps de paix dans une soute et formant un approvisionnement spécial, distinct du matériel consommable de la feuille d'armement.

L'installation d'un pareil poste peut se faire en quelques minutes en un point quelconque du navire, aéré, éclairé et muni de conduites d'eau; il suffit d'un espace qu'on peut au besoin enclore d'une toile, les fontaines peuvent être appliquées aux cloisons; après l'opération, les blessés sont portés et couchés à l'endroit où ils doivent attendre leur évacuation ou les soins ultérieurs.

Poste permanent. — A bord de certains grands cuirassés, l'hôpital permanent du navire et ses dépendances, offrent un endroit de choix, protégé, suffisamment aéré, largement éclairé, auquel il suffirait de modifications légères pour être transformés en salle de chirurgie, à l'occasion du combat. Il suffirait peut-être d'indiquer aux constructeurs ou aux ingénieurs chargés d'établir les aménagements de détail que, dans un navire de combat, l'hôpital doit être établi non seulement en prévision des nécessités du service courant en temps de paix, mais aussi en prévision des nécessités en temps de guerre, pour que dans un délai très court, les bâtiments de combat soient en grande partie suffisamment outillés sous ce rapport; il suffit en effet que les cloisons sectionnant l'emplacement de l'hôpital, pour former salle de visite, salle de bains, etc., soient mobiles, facilement démontables, de façon à donner, au moment voulu, un espace bien dégagé où l'on puisse faire en toute sécurité des opérations nombreuses ; largement aéré, éclairé abondamment par les ouvertures naturelles et par des sources nombreuses d'électricité ; dont les parois permanentes seraient revêtues de faïence et pourraient soutenir les fontaines à liquides antiseptiques ; où un tuyautage amènerait l'eau douce, froide, dans une caisse de tôle, munie de robinets ; où un tuyautage en serpentin ferait arriver la vapeur dans une autre caisse de tôle analogue à la première, de façon à avoir facilement de l'eau chaude, en n'oubliant pas qu'il est nécessaire de pouvoir se débarrasser facilement des liquides souillés, et qu'il doit être prévu une voie d'évacuation des liquides. Cet aménagement, peu encombrant, laisserait une place assez considérable pour satisfaire à toutes les exigences du service.

Objets de pansement. — Nous avons indiqué à plusieurs reprises l'opportunité d'avoir une *réserve de combat*, consistant en ballots de pièces de pansement, distincts de l'approvisionnement réglementaire et consommable en tout temps, de la feuille d'armement actuelle. En effet, les ressources de la feuille d'armement très suffisante pour le temps de paix ne permettraient pas de faire face aux nécessités qui surgiraient après un combat sérieux, le nombre des blessés serait certainement considérable, et si l'on veut bien se rapporter aux tableaux précédents, on verra, sans qu'il soit nécessaire d'insister plus longuement sur ce point, qu'au moment du branle-bas de combat, le nombre d'hommes situés dans les parties non protégées du navire est considérable; enfin les enseignements récents de la bataille d'Yalu, font ressortir la fréquence des grandes brûlures, dues à la rupture des tuyaux de vapeur ; ce genre de blessures ne figurait pas dans la statistique des anciens combats, mais il est facile de le prévoir à bord de nos bâtiments modernes. On sait quelle dépense considérable d'objets de pansement nécessitent les brûlures étendues. La feuille d'armement du plus grand cuirassé ne donne pas le matériel nécessaire à dix pansements de ce genre.

Des ballots soigneusement fermés et judicieusement composés, pourraient former une *réserve de combat* nécessaire et précieuse.

Conclusions et projet de réglementation. — Pour nous

résumer et conclure, nous proposerions d'adopter la ligne de conduite suivante :

1° Le relèvement des blessés est confié au service médical;

2° Le relèvement des blessés n'a lieu qu'après la lutte ou dans les intervalles de la lutte, suivant les ordres donnés par le commandement;

3° Pendant le combat, le matériel et le personnel médical sont placés dans les parties protégées du navire, afin que leur emploi soit assuré après la lutte;

4° Les blessés, dès que l'ordre en est donné, sont triés, relevés et portés sur les indications du médecin-major aux lieux fixés par le commandement;

5° Les blessés légers et éclopés sont pansés au *poste de pansement* confié à un infirmier; après le pansement ces hommes rejoignent leurs compagnies ou s'ils sont exempts de service peuvent être employés au soin des autres blessés;

6° Les blessés graves sont portés au *poste de chirurgie* dirigé par le médecin-major.

Après l'opération ou pansement, ces blessés sont répartis soit dans l'hôpital du bord, soit dans les différentes parties du navire désignées par le commandant;

7° Le poste de pansement est organisé après le combat dans l'endroit le mieux approprié à ce genre de service et désigné par le commandant;

8° Le poste de chirurgie (s'il n'en existe point de permanent), est organisé après le combat, dans l'endroit le mieux approprié à ce genre de service et désigné par le commandant;

9° En donnant l'ordre de relever les blessés, le commandant fait connaître au médecin-major dans quel sens il doit diriger l'action médicale en prévision soit de la prochaine évacuation des blessés, soit de leur maintien prolongé à bord;

10° A bord de tous les navires, dans les parties protégées, il existe une soute médicale, renfermant le matériel médical qui ne peut être conservé en tout temps à l'hôpital, et l'approvisionnement désigné comme *réserve de combat;*

11° Il est constitué à bord des navires un approvisionnement spécial portant le nom de *réserve de combat,* distinct des objets consommables en temps ordinaire portés sur la feuille d'armement. Cet approvisionnement est constitué par une série de ballots qui ne doivent être ouverts qu'à l'occasion du combat ou sur l'ordre exprès du commandant ;

12° Des paquets de pansement individuel sont répartis au moment du branle-bas de combat dans les différentes parties du navire, à portée des hommes qui peuvent s'en servir en cas de besoin ;

13° Pendant le combat, les médecins et infirmiers se tiennent au poste qui leur a été assigné, ils exécutent les ordres particuliers qui peuvent leur être donnés par le commandant ;

14° Des exercices spéciaux sont institués, dans lesquels le personnel médical est exercé à disposer avec rapidité les postes de pansement et de chirurgie dans les endroits désignés par le commandant.

CHAPITRE III

Transport des blessés à bord.

Après avoir ainsi indiqué ce que peut être le service médical à l'occasion du combat, il nous reste à examiner le point très important du transport des blessés ; mais avant de nous occuper du mode ou des modes d'opérer ce transport, il est nécessaire de le définir et de fixer les termes du problème qu'il soulève avant d'étudier la ou les solutions possibles.

Il ne s'agit pas en l'espèce de trouver un moyen, un appareil réalisant toutes les conditions techniques du transport idéal des blessés, et pouvant être appliqué à tous les navires indistinctement, il s'agit d'étudier les réalités du transport des blessés à bord des navires, d'examiner les exigences inéluctables créées par la disposition des localités, par la multiplicité des besoins auxquels on doit satisfaire, le nombre des blessés que l'on doit relever et la brièveté du temps dont on dispose, puis alors de fixer des moyens adéquats au but que l'on se propose. Or quel est ce but ?

Ce n'est pas *un blessé* qu'il s'agit de relever et de transporter avec toute latitude de temps et d'espace, c'est *un grand nombre de blessés* qu'il faut relever et mouvoir dans un minimum de temps et dans un espace restreint. L'objectif n'est pas le relèvement d'un blessé dans toutes les conditions de bien-être et de sécurité qu'un médecin voudrait pouvoir assurer au plus intéressant de tous les malades, à l'homme blessé en défendant sa patrie, l'objectif est le relèvement *rapide et complet* dans un minimum de temps de tous les blessés (quel que soit leur nombre), leur mise à l'abri et la distribution des soins qui assureront non pas le soulagement parfait d'un petit nombre, mais bien le soulagement de la totalité ou tout au moins du plus grand nombre possible.

L'objectif à poursuivre vise non pas une unité, mais une collectivité.

Il importe peu, en l'espèce, d'éviter une souffrance à un homme, si pour éviter cette souffrance à cet homme on s'expose à abandonner plusieurs blessés, soit aux risques d'une reprise de combat, soit aux risques provenant d'une trop grande lenteur dans l'administration des secours ; et si nous devons éviter aux blessés toute souffrance inutile, nous ne devons pas reculer devant une souffrance nécessitée par l'intérêt commun.

Cela dit uniquement pour bien marquer le but poursuivi, il est nécessaire d'aborder l'étude des conditions spéciales qui font du relèvement des blessés à bord après un combat naval un problème de solution difficile. Ces conditions spéciales résident toutes dans le fait de l'exiguité, de la dissemblance, de la multiplicité des espaces dans lesquels on doit se mouvoir.

Le blessé maritime ne tombe pas en plein champ, il tombe ou peut tomber dans un espace d'abord particulièrement difficile même pour un homme non blessé et ingambe, d'où difficulté de relèvement. Une fois relevé, il doit pour atteindre l'endroit du reste peu éloigné où il recevra les soins nécessaires, parcourir des voies étroites, contournées, alternativement horizontales ou verticales ; or ces voies sont des voies de nécessité, elles ne peuvent être évitées, elles ne peuvent être transformées, il faut donc s'en accommoder.

On peut, il est vrai, faire des vœux pour que sur les navires de l'avenir il n'en soit pas ainsi et qu'une étude préalable à la construction ait ménagé de tous les points du navire jusqu'au local protégé et aménagé en poste de chirurgie, des voies accessibles même pendant le combat, larges, commodes où les blessés ne soient ni fléchis ni tordus. Alors le problème sera résolu ou plutôt il n'existera plus, mais posé en ces termes, la solution en appartient au temps et aux ingénieurs, si jamais elle est compatible avec les exigences d'un navire de combat. Le problème qui se pose présentement est le mode de transport des blessés par es voies actuellement existantes sur les navires de notre époque.

M. le directeur Auffret, dans sa remarquable étude intitulée : *Transport et transmission des blessés maritimes*, a écrit : « Un homme « brisé par une chute, criblé par des fragments de projectiles, brûlé « par des projections incandescentes, ayant un membre broyé, une « des grandes cavités du corps ouverte, ne saurait être ni malaxé, « ni fléchi, ni tordu ; et cependant s'il gît dans un bas-fond, étroit « et encombré, à terre dans un fossé, dans une machine, dans un « puits, à bord dans un réduit tortueux, il ne saurait bien souvent « en être extrait et transporté dans un lit que par des moyens « ordinairement imaginés sur les lieux mêmes de l'accident, aban- « donnés à l'inspiration du moment qui viennent trop souvent « dérouter les meilleures prévisions et mettre aux abois l'infaillibilité « de la doctrine ».

C'est l'affirmation expresse et magistrale de ce fait que, dans la majeure partie des cas, l'extraction et le transport du blessé ne peuvent être soumis à des règles minutieusement fixes, mais se feront d'après le tact et l'ingéniosité du personnel (d'où nécessité d'un personnel ayant de l'ingéniosité et du tact médical).

Loin de nous cependant l'idée de laisser complètement au tact et à l'ingéniosité du personnel, le soin de pourvoir aux nécessités du transport des blessés. Il est toujours possible de prévoir les difficultés et de prévoir les différentes manières de les aborder, de les franchir ou de les tourner.

Les difficultés du relèvement et du transport de nos blessés peuvent provenir de l'exiguïté de l'espace où gît le blessé, de la nécessité du transport en sens vertical, soit aérien, soit dans l'intérieur du navire, de la fréquence de passages trop étroits ou trop contournés pour que le blessé puisse être porté complètement étendu dans le sens horizontal.

Mais il ne faut pas pourtant s'exagérer ces difficultés, il faut les étudier une à une, les isoler, les résoudre séparément et, pour exprimer toute ma pensée, il ne faut pas compliquer ce problème à données multiples en exigeant une solution unique applicable à tous les cas.

Le problème est celui-ci :

Étant donné un personnel exercé et bien dirigé, quelles sont les mesures à prendre pour assurer dans un minimum de temps le relèvement et le transport des blessés, des différentes parties du navire aux postes de secours, à travers les divers obstacles que présentent les voies différentes de communication ?

Quel est le matériel nécessaire ?

Posé en ces termes, le problème nous semble non seulement possible, mais facilement résoluble.

Si au contraire le problème était ainsi posé :

Trouver un appareil réunissant toutes les conditions techniques de sécurité et de confort des blessés, avec les conditions matérielles de légèreté, de maniement facile et de conformation telle qu'il se prête à toutes les nécessités des passages à travers un navire, nous n'hésiterions pas à déclarer le problème insoluble parce qu'il renferme des données contradictoires. Or, pour être résolu, tout problème doit être nettement posé et rigoureusement défini.

Sans donc rechercher ici un idéal chirurgical ou l'invention d'aucun moyen nouveau et particulier, mais ayant en vue l'organisation, à bord d'un navire actuel, du service des blessés dans les conditions soulignées plus haut, nous ferons tout d'abord remarquer que :

1° Le relèvement et le transport des blessés se font en dehors de la période de lutte ;

2° Le poste de secours est établi non systématiquement dans un endroit protégé et de difficile accès, mais a été établi après la lutte dans les conditions définies ci-dessus ;

3° Le personnel médical est chargé du relèvement et du transport des blessés dans les conditions déjà énumérées.

Transport aérien. — Un ou plusieurs hommes étant blessés dans les hunes, comment les amener au poste de secours ?

Le médecin chargé de reconnaître et de trier les blessés s'étant rendu dans la hune, juge tout d'abord si le blessé peut descendre en suivant les voies ordinaires, haubans, escaliers, par ses propres forces ou avec l'aide d'assistants, ou s'il doit être complètement porté : l'accident récent survenu dans une hune du *Bouvines* et qui a entraîné une mort d'homme et trois blessés dont M. le contre-amiral Châteauminois et le lieutenant de vaisseau Espinassy, nous prouve tout d'abord que, dans nombre de cas et même dans le cas de blessures graves, la descente des blessés par l'escalier des mâts militaires n'offre aucune difficulté insurmontable; dans les cas possibles, mais rares, où l'usage de l'escalier est impossible, le médecin a à sa disposition deux appareils de valeur inégale, le hamac Guézennec et la gouttière de M. le directeur Auffret; le hamac Guézennec est de construction facile, il existe à bord de presque tous les navires; rendu plus rigide par l'adjonction d'un treillis métallique formant fonds, il peut rendre des services dans les cas particuliers où la hune ne peut admettre la gouttière Auffret, plus longue et d'une rigidité qui peut en rendre l'emploi impossible dans certaines conditions de structure de la hune.

La gouttière de M. le directeur Auffret réalise toutes les conditions de sécurité pour le transport des blessés, et, appliquée au service des hunes, elle remplit toutes les conditions désirables et assure la descente verticale le long du mât, la gouttière passant par le trou rectangulaire dont est percé le trou du plancher de la hune, ou, dans le cas de mâts militaires, étant dépassée hors de la hune; cette gouttière devrait faire partie du matériel médical, nous en demandons l'emploi réglementaire, au nombre de une par chaque mât militaire ou pourvu de hunes.

Il est du reste probable que la suppression de toute mâture à bord des navires de combat, va prochainement supprimer le problème du transport aérien des blessés.

Relèvement des blessés dans le navire. — Le relèvement des blessés dans le navire offre comme difficultés possibles : l'extraction des blessés gisant dans des couloirs étroits et coudés: le transport par voies verticales; le transport par voies horizontales contournées. Mais ces difficultés ne sont pas constantes.

Transport par voies horizontales. — Si le blessé se trouve facilement accessible et que son transport au poste de secours puisse avoir lieu, par terrain plan et par voies suffisamment larges, il n'existe aucune difficulté spéciale; le médecin ayant reconnu la nature de la blessure, fixe le mode de transport qui peut être la marche avec soutien, ou le portage complet. Mais il est de nombreuses façons de porter un blessé, et il nous semble nécessaire de faire remarquer qu'il n'y a pas toujours nécessité de porter le blessé dans un appareil spécial et de faire usage toujours et systématiquement d'un cadre pour faire franchir à un blessé quarante ou cinquante mètres. Dans bien des cas, le blessé, qui doit nécessairement être soulevé à bras, pour être déposé dans un cadre et alors être manipulé de nouveau pour passer du cadre sur sa couche et la table d'opérations, aurait un intérêt marqué à être immédiatement porté à bras au poste de secours et à être soustrait aux manipulations successives qu'engendre l'emploi d'un cadre. Les modes de transport à un, deux, trois et quatre porteurs sont formellement prescrits, prévus, employés en médecine militaire, sur le champ de bataille, et les blessés maritimes ainsi portés à bras pourraient, dans bon nombre de cas, franchir plus facilement et plus rapidement des espaces rétrécis et coudés à angle droit, que s'ils étaient portés dans un appareil quelconque.

Ce sera du reste affaire de tact et de métier de la part du médecin dirigeant l'opération, lequel, en triant les blessés, déterminera et indiquera le mode de transport que les brancardiers devront employer.

Outre le transport à bras, le médecin peut disposer des brancards rendus réglementaires à bord de certains navires, pour le service des compagnies de débarquement; mais ces brancards, destinés aux champs de bataille et qui n'existent pas à bord de tous les navires, pourraient avec avantage être remplacés par un outil plus simple et de maniement plus facile; un encadrement léger de bois ou de fer en forme ovale allongée, ayant un fonds de toile fortement tendue; longueur $1^{m},80$, largeur $0^{m},60$; l'encadrement étant muni à chaque extrémité de deux anneaux où peuvent s'engager les crochets placés à l'extrémité de la bretelle des brancardiers; de la sorte deux hommes suffiraient toujours pour porter un blessé en plan horizontal et la longueur du cadre serait sensiblement diminuée puisqu'il ne comporte pas de poignées et qu'il lui suffit d'avoir la dimension exacte du blessé.

Transport par voies verticales. — Dans le cas fréquent où le blessé relevé n'est pas de plain-pied avec le poste de secours, il faut prévoir le transport en voie verticale, soit en montant, soit en descendant, c'est-à-dire le passage à travers les panneaux.

Ici la difficulté ne réside pas dans le fait seul du transport vertical, mais dans le fait que les dimensions des panneaux peuvent être insuffisantes pour le transport vertical d'un blessé placé horizontalement; fatalement alors le blessé doit être transporté étendu soit obliquement au détriment de sa stabilité, soit infléchi sur lui-même dans la position assise. C'est pour résoudre cette difficulté que tant de fauteuils de formes diverses ont été inventés, et que l'idée de fauteuil est devenue, dans nombre d'esprits, inséparable de l'idée de transport des blessés.

Remarquons tout d'abord, que les dimensions des panneaux sont fort variables non seulement de navire à navire, mais aussi sur le même bâtiment, et que la difficulté étant en raison inverse de la dimension des panneaux, on peut, dans beaucoup de cas, diminuer ou supprimer la difficulté en choisissant tel ou tel panneau si l'on a le choix. Or, dans les conditions où nous posons le problème, ce choix des panneaux presque impossible dans l'hypothèse du transport des blessés pendant le combat, devient maintenant plus facile, sinon toujours possible; du moment que le transport des blessés se fait après le combat, au lieu d'être fatalement considéré comme une opération accessoire, de second plan, il devient une opération de nécessité, vers laquelle vont converger tous les efforts.

Remarquons en second lieu que le transport des blessés à travers les panneaux est une nécessité à laquelle on ne peut échapper, et qu'il est aussi juste et aussi indispensable de prévoir et d'assurer cette manœuvre qu'il est indispensable de prévoir et d'établir la façon dont une embarcation doit être hissée, ou dont les projectiles doivent être portés des soutes aux pièces.

Il s'agit donc, dans l'espèce, d'une installation qui doit être permanente et non improvisée et laissée au hasard des circonstances et à l'ingéniosité d'un personnel fort changeant.

Quelle installation peut être effectuée pour parer à la double difficulté du transport vertical et au défaut de dimension des panneaux, empêchant la descente de l'homme couché de toute sa longueur? la première difficulté serait résolue par l'établissement d'un plateau mobile se mouvant verticalement dans toute la hauteur du puits formé par la superposition des ouvertures et guidé dans sa course par des glissières, tiges métalliques passant à frottement doux dans les anneaux placés aux angles ou sur les côtés du plateau mobile. Le plateau pourrait être actionné soit à la main, soit par un treuil, soit par une presse hydraulique ou à l'électricité comme les monte-charges des projectiles. C'est enfin un véritable monte-charge desservant les différents étages d'un sectionnement vertical du navire, et pouvant à volonté être arrêté au niveau de tel ou tel étage.

En temps normal, cette plate-forme gît à la partie la plus inférieure du puits, laissant toute place libre pour l'installation des échelles.

Au branle-bas de combat, par définition, les échelles sont retirées et très vraisemblablement les panneaux obturés pour ne pas laisser une voie ouverte aux projectiles.

Au moment du relèvement des blessés il suffit d'enlever la fermeture du pont supérieur, pour que la plate-forme, par le simple jeu d'un robinet si l'on a adopté le système hydraulique, d'un bouton électrique ou d'un treuil, puisse desservir successivement tous les étages de la cale au pont supérieur.

Il suffit alors de placer de plain-pied, chose facile, le cadre où gît le blessé sur cette plate-forme, pour qu'il puisse sans secousse et en toute sécurité être amené au niveau du plan horizontal qu'il doit parcourir pour arriver au terme de sa route.

Cette solution de la première difficulté entraîne la solution de la seconde. Si le blessé peut être déposé en longueur sur la plate-forme, on le dépose couché en longueur; si les dimensions de la plate-forme sont restreintes, le blessé sera assis et le siège n'a besoin d'aucune contexture particulière puisque, simplement déposé sur la plate-forme, il n'a besoin d'éprouver aucune manipulation pendant qu'il supporte le poids du blessé.

L'installation d'un monte-charges médical aux différents panneaux par lesquels est prévu le passage des blessés, est chose facile; c'est évidemment une dépense, mais cette dépense est justifiée par la nécessité d'assurer un service important et indispensable.

Il n'est point évidemment nécessaire que tous les panneaux d'un navire soient pourvus d'un semblable monte-charges; la détermination des panneaux à munir de cet appareil doit être faite d'après une étude opérée à bord de chaque navire et fixant l'itinéraire que doivent suivre les malades blessés. Or, si cet itinéraire ne peut prévoir tous les cas particuliers, il peut et doit prévoir les grandes lignes d'évacuation des blessés; sur ces grandes lignes, il y a des points obligatoires à franchir, et du moment qu'il y a permanence dans la nécessité, il nous semble qu'il doit être prévu des moyens permanents d'exécution.

Il est des cas où le transport vertical ne pourra être sans doute assuré par l'installation d'aucun monte-charges; nous avons en vue les postes de chaufferie où les brûlures considérables des hommes et la disposition particulière des voies de communication offrent des difficultés d'un genre particulier.

Pour les cas de ce genre, la question a été traitée par M. le directeur Auffret, dans son étude sur le transport et la transmission des blessés.

Voici comment il s'exprime :

« Au moment où un semblable accident arrive, de deux choses l'une : ou bien une issue pour la fuite s'ouvre aussitôt; les malheureux dont le système musculaire et le squelette sont intacts s'évaderont, et alors qu'y a-t-il à prévoir pour leur extraction? Rien. Ou bien ils y sont enfermés et ne peuvent en sortir, et alors on n'y trouvera plus que des cadavres bouillis et carbonisés. Mais comme il faudra toujours, en attendant des secours, remiser à l'hôpital du bord ou dans une chambre ces malheureux brûlés, puis ensuite les transborder ou les transporter dans un hôpital à terre, et comme il est impossible de songer à les ligoter, à les sangler, puisque c'est le réservoir de la sensibilité qui est en souffrance et que toute pression est intolérable avant un pansement bien fait qui sera très rarement exécuté sur place, nous avons proposé des claies d'osier, avec quatre poignées, sur lesquelles on les déposerait avec le moins de pression possible.

« Donc, point de ligotage dans une toile, mais une claie ou berceau Moïse avec poignées. Après tout, le brûlé n'est qu'un homme qui redevient enfant. »

Le moyen proposé par M. le directeur Auffret n'est point cependant aussi précis et aussi rigoureux qu'il le paraît par la lecture de ces lignes, et il faut l'éclairer par le passage suivant : « Si dans ces derniers accidents (*Aréthuse*, *Dupuy-de-Lôme*, etc.), on avait possédé quelques claies d'osier, déposées à la direction des arsenaux ou dans leurs ambulances, on aurait eu un moyen léger, pratique, de soulever sans pression et au besoin, d'extraire et de faire franchir les échelles aux victimes; l'expérience est faite et la chose est jugée ».

Il est évident que M. le directeur Auffret avait en vue, en préconisant les claies; le simple transport du bord à l'hôpital à terre, et que le moyen qu'il indique n'est point dans sa pensée applicable au cas du navire à la mer, après un combat, et à l'extraction des brûlés de la chambre de chauffe, puisqu'il suppose le brûlé sortant lui-même de la chaufferie. Il faut pourtant admettre que des hommes pourront être blessés ou brûlés dans une chaufferie et ne pourront en sortir tout seuls, qu'il faudra enfin les en extraire. En supposant que le fait se passe à bord d'un navire type *Dupuy-de-Lôme,* il sera nécessaire de se résoudre à empaqueter ces malheureux blessés qui devront être hissés à travers le sas qui précède les chambres de chauffe, et puis être élevés de près de $2^{m},50$ pour franchir un panneau fort étroit.

Ces malheureux devront être élevés verticalement et l'installation d'une plate-forme mobile à ce passage pourrait seule dispenser de l'empaquetage; or la plate-forme est ici impossible; il faudra donc avoir recours dans ce cas non aux claies, mais bien à la gouttière de M. le directeur Auffret ou au hamac Guézennec.

En résumé, la manipulation des blessés dans l'intérieur d'un navire, se compose de plusieurs temps :

1° L'*extraction*. Quand cette opération est nécessaire elle doit toujours se faire à la main et être dirigée par un médecin ou un infirmier ;

2° *Le transport par voies horizontales* effectué suivant les cas à bras ou à l'aide d'un plan étroit de longueur égale à celle du blessé, muni d'anneaux de préhension et ainsi réduit à son minimum de longueur et de largeur ;

3° *Le transport vertical aérien* assuré par l'emploi de la gouttière du directeur Auffret ou à son défaut du hamac Guézennec ;

4° *Transport vertical dans l'intérieur du navire* assuré dans la limite du possible par l'installation de monte-charges permanents aux panneaux prévus dans le plan de combat pour l'évacuation des blessés ;

5° *Transport vertical à travers des panneaux non munis de monte-charges* assuré par l'emploi de la gouttière Auffret ou du hamac Guézennec, manœuvrés à la main ou au palan.

Un pareil système ne semble ni difficile à organiser, ni coûteux à établir ; l'installation de monte-charges pour le service médical est d'un prix infime par rapport à la valeur du navire, et cette augmentation insensible de prix est justifiée par la nécessité d'assurer un service indispensable.

L'adjonction au matériel de quelques gouttières Auffret et d'un nombre suffisant de cadres spéciaux distincts des cadres de compagnies de débarquement, ne chargerait point le budget et n'encombrerait point le bâtiment.

On me permettra d'insister sur l'opportunité de l'adjonction de ces cadres spéciaux.

Les cadres affectés au service des compagnies de débarquement, copiés sur les cadres de la guerre, répondent à des nécessités qui dérivent de la longueur des trajets à effectuer, du besoin de déposer à terre le brancard chargé soit pour laisser reposer les porteurs, soit pour permettre à ces derniers de préparer le passage à travers les obstacles. De ce double fait, le brancard est allongé de façon à permettre le transport à l'épaule et surélevé de terre de façon à soustraire le blessé aux inégalités et à l'humidité du sol; la longueur et la surélévation de ce brancard sont des conditions de nature à en rendre la manœuvre difficile à bord; l'emploi d'un encadrement solide, formé par une tige métallique, réduit au minimum de largeur et de longueur, pourvu d'anneaux et garni d'un fonds de toile, rendrait plus facile et par conséquent plus rapide la manipulation des blessés à bord. Ce fait suffit à en justifier l'emploi.

Cet appareil est très semblable à la claie d'osier proposée par M. le directeur Auffret et c'est, à vrai dire, l'adaptation de son idée aux nécessités du service à bord ; et si nous ne proposons pas purement et simplement l'emploi de la claie d'osier, c'est que l'emploi de l'osier à bord aurait des inconvénients qui n'existent pas dans les conditions de service prévues par M. Auffret. En effet, ce Directeur le prévoit dans les hôpitaux et dans les ambulances des ports et non ailleurs, et, pour nous justifier de modifier quelque peu l'appareil de notre maître, nous ferons remarquer que la claie d'osier exigerait une fourniture spéciale et ne pourrait être réparée à bord.

Le cadre métallique à fond de toile, peut être fait sans dépense sensible, en nombre illimité par les moyens du bord, et par conséquent réparé de même; la claie d'osier serait à bord d'une conservation difficile vu l'humidité inévitable.

Le cadre indiqué serait d'une conservation plus facile et le fond de toile pourrait être facilement changé, lavé, désinfecté, renouvelé, tandis que la claie, une fois salie ou détériorée ne pourrait être suffisamment désinfectée avec les moyens du bord et ne pourrait être remplacée que dans les conditions de séjour dans les ports.

Nous devons pourtant faire remarquer que l'appareil à cadre rigide et fond de toile ne serait aucunement dépressible, mais il nous semble qu'en en fixant la largeur au minimum possible, cet inconvénient ne serait pas de nature à contre-balancer les avantages qu'il nous paraît offrir par ailleurs.

ORGANISATION DU SERVICE DE TRANSPORT DES BLESSÉS.

Ayant ainsi indiqué les grandes lignes ou si l'on veut les principes du relèvement et du transport des blessés, et déterminé le matériel à employer, il nous reste à étudier l'organisation de ce service au point de vue du personnel à employer, la disposition de ce personnel au moment de l'exécution et l'instruction préalable de ce même personnel.

En revendiquant pour le service médical, au nom de l'intérêt général, la direction du service de relèvement et transport des blessés, je n'ai point eu l'idée que les médecins, assistés de leurs seuls infirmiers, pourraient mener à bonne fin cette opération ; il faudra, pour agir avec rapidité, des bras nombreux et exercés, et le report après le combat de la translation des blessés permettra de trouver ces bras nombreux ; il faut néanmoins les exercer et les répartir suivant un plan déterminé à l'avance.

Nous trouvons un exemple de répartition de ce personnel dans le *Règlement sur le service de santé de la marine allemande pendant le combat à bord et à terre.* Nous empruntons ici la traduction du Dr Ehrmann parue dans les *Archives de médecine navale*, année 1894, page 188.

« Dispositions de combat :

« § 55. — 1. Dès l'armement, le médecin-major, de concert avec le « commandant en second, fixe un plan des dispositions à prendre « pour porter secours aux blessés en cas de branle-bas de combat. « Ce plan est soumis à l'approbation du commandant, qui en « ordonne la transcription au rôle de combat.

« 2. Le plan pour le branle-bas de combat comprend :

« *a*) Le choix et l'installation des postes de pansement et de « couchage des blessés.

« *b*) La fixation des stations et passages, ainsi que le mode et « l'exécution du transport.

« *c*) La répartition du personnel sanitaire (y compris les bran- « cardiers et les brancardiers auxiliaires) ainsi que la définition de « ses fonctions.

« 4. Ce plan doit être adapté au type du bâtiment, à sa taille, au « chiffre de son équipage, à sa structure et à son aménagement.

« 7. En temps habituel, les brancardiers auxiliaires se trouvent « à leur poste de combat; ils ne prennent part au transport des « blessés qu'au moment opportun, sur l'ordre du commandant, et « retournent à leur poste de combat aussitôt que le besoin de leur « coopération ne se fait plus sentir.

« § 59. — *Passages.* — Le commandant fixe d'avance les passages « destinés au transport des blessés, depuis le pont jusque dans les « fonds.

« 3. La direction des passages est tantôt verticale tantôt horizontale ; « la plupart du temps on est obligé d'alterner plusieurs fois entre « ces deux directions avant d'atteindre le poste de pansement, « surtout quand les blessés de la batterie sont d'abord transportés « sur le pont, portés sur celui-ci, puis descendus au poste de pan- « sement, ou bien quand les panneaux de passage ne se trouvent « pas exactement les uns au-dessus des autres.

« § 60. — *Stations de transport.* — En règle générale, les stations « de transport s'établissent partout où l'on a installé une commu- « nication verticale entre le pont et les fonds. Le nombre de ces « dernières varie suivant les besoins. On installe une station de « transport pour chaque mât en général; on n'évacue les blessés « des hunes que dans les intervalles du combat ou après sa fin; en « outre on ne doit le faire qu'avec l'assentiment du commandant et, « autant que possible, sous la direction d'un officier de vaisseau.

« 3. Chaque station de transport est, autant que possible, occupée « par des brancardiers; une équipe complète est de quatre hommes. »

Ces citations sont suffisantes pour faire voir l'esprit qui a présidé à la rédaction de ce document.

Les passages des blessés sont l'objet d'une prévision concertée du commandement et du service médical, le transport des blessés est effectué par des équipes ayant des postes déterminés, enfin il existe un rôle de passage des blessés, comme il existe un rôle d'incendie, un rôle de manœuvre.

Ce système semble excellent à tous égards et c'est celui qui nous semble devoir être recommandé. Voici donc ce que nous proposons :

Au commandement d'enlever les blessés, le médecin-major les reconnaît et détermine sur quel poste ils doivent être dirigés et de quelle façon.

Les infirmiers et brancardiers chargent les blessés et les transportent suivant un trajet déterminé jusqu'au passage le plus voisin où une équipe désignée assure le trajet à travers le passage; à l'issue du passage, d'autres équipes les portent au point définitif.

Les passages aériens sont commandés par un officier-marinier.

Les équipes sont de deux sortes : des équipes fixes destinées à assurer le passage à un point fixe et déterminé; des équipes mobiles destinées à relever les blessés et à les transporter en voies horizontales, les équipes fixes assurant le transport en voies verticales.

Ces équipes sont désignées et manœuvrent d'après un plan médité qui est le *Rôle du passage et transport des blessés.*

Les hommes qui constituent les équipes peuvent être pris dans toutes les catégories d'hommes du navire, le rôle des blessés n'entrant en action qu'en dehors des rôles de combat ; les cuisiniers, maîtres d'hôtel, musiciens, peuvent être utilement affectés à ce service.

La fixation des rôles permet des exercices utiles et un entraînement préalable, le rappel aux postes de passage des blessés se faisant militairement par l'autorité du bord comme le rappel aux postes d'incendie.

L'instruction technique (mode de relever et de transporter un blessé), pourrait être donnée par un médecin ou un infirmier gradé, aux brancardiers, en réservant dans le tableau de service un moment pour cette instruction qui n'exigerait qu'un petit nombre de séances et pour laquelle nous avons rédigé un essai de manuel présenté au Conseil supérieur de santé.

Telles sont, nous semble-t-il, les grandes lignes d'après lesquelles pourrait être réglée sur chaque navire le service médical en temps de combat.

En soumettant ces idées à l'appréciation des lecteurs de la *Revue maritime*, je pense contribuer dans la faible mesure de mes forces à l'adoption d'un plan d'ensemble qui tôt ou tard, mettant à profit les efforts de chacun et prenant ce qu'il y a de mieux dans chaque apport individuel, réalisera une œuvre utile à tous et depuis longtemps désirée.

CHAPITRE IV

Évacuation des blessés d'une armée navale.

Après avoir prévu les nécessités du relèvement des blessés après une action navale, et indiqué les grandes lignes qui nous semblent devoir être suivies dans l'organisation des secours médicaux immédiats à bord des navires pris isolément, il nous reste à examiner le sort ultérieur des blessés et la façon dont ils pourront être évacués.

On peut en effet admettre *à priori* que les blessés entassés à bord d'un navire de combat ne pourront être l'objet que de soins sommaires et seront une cause de gêne et d'encombrement ; l'objectif qui se présente à nous est donc double, il s'agit :

1° D'assurer aux blessés des soins qu'ils ne peuvent que recevoir incomplètement à bord d'un navire de combat ;

2° De débarrasser le navire de combat d'un personnel désormais inutile et encombrant.

Évidemment, si l'armée navale qui a soutenu une action meurtrière est maîtresse de sa route et à portée d'un port de ravitaillement, elle peut se rendre dans ce port pour y renouveler ses munitions, y déposer ses malades et combler les vides du personnel, l'évacuation des blessés se ferait alors naturellement et facilement ; elle peut encore détacher un navire qui, ayant recueilli les blessés des différentes unités, les évacuera sur les hôpitaux à terre.

Mais il est nécessaire de prévoir les cas où l'armée navale ne sera pas maîtresse de sa route ou bien pour des considérations supérieures devra continuer sa croisière sans pouvoir détacher de bâtiment ; dans ces cas, le maintien des blessés à bord des navires de l'escadre apparaît comme une fâcheuse nécessité.

Le problème de l'évacuation intéresse donc le commandement au point de vue important du dégagement des navires et le service médical au point de vue de l'efficacité des soins ; tous deux ont des intérêts considérables à la solution de la question.

Le point de vue, Secours aux blessés, a préoccupé non seulement les médecins mais aussi diverses sociétés philanthropiques à la tête desquelles nous mettrons la *Croix-Rouge*. Des congrès internationaux dans lesquels la Marine française a délégué des représentants n'ont pas réussi à faire établir une sanction pratique des vœux quelquefois contradictoires qu'ils ont exprimés. La question est donc ouverte, on nous permettra d'y chercher une réponse. Le but cherché est : Assurer des soins médicaux suffisants aux blessés d'une escadre, assurer leur évacuation.

Ce but serait certainement atteint par la présence dans l'escadre d'un navire hôpital qui, ne prenant pas part à la lutte, d'après convention internationale, pourrait, après le combat, recueillir les blessés des différents navires.

La neutralisation d'un navire pendant la lutte ne serait pas chose absolument nouvelle, mais la consécration officielle d'un fait autrefois admis en pratique.

Dans les guerres navales d'autrefois, les vaisseaux de ligne seuls prenaient part au combat entre escadres; les frégates et autres bâtiments légers se retiraient à distance pour ne pas gêner les évolutions, ils ne couraient point les risques de la lutte.

Nous en avons des exemples célèbres dans les batailles livrées par Duquesne, le comte de Grasse, d'Estaing. Il n'y aurait donc rien que de traditionnel dans le fait de la neutralisation non plus tacite, mais officiellement reconnue d'un navire faisant partie d'une escadre.

Un navire, spécialement aménagé et remplissant les conditions techniques nécessaires pour faire partie d'une escadre sans l'alourdir, remplirait le but proposé.

Que ce navire soit un navire de la flotte, un paquebot affrété, que les frais en soient à la charge de l'État ou à la charge d'une société de secours aux blessés, ce sont là des détails importants sans doute, mais indifférents au fait nécessaire : présence dans l'escadre d'un navire portant la flamme de l'État, neutralisé pendant la période de lutte et pouvant débarrasser les navires de combat d'un personnel digne d'intérêt, inutile et encombrant.

Ce navire hôpital, reconnaissable facilement par sa peinture, par le pavilllon de Genève accolé au pavillon national, serait une formation sanitaire maritime, remplissant dans les armées navales le rôle que jouent dans les armées terrestres, les ambulances et les hôpitaux de campagne; partie intégrante de la force navale et soustrait aux dangers du combat, il pourrait remplir avec efficacité le rôle auquel il serait destiné, complétant son action tutélaire par le sauvetage des naufragés, des hommes à la mer, sans distinction de nationalité, et de ce fait il se rapprocherait encore plus du service des formations sanitaires des armées de terre et aurait plus de droits à la neutralisation.

De nombreuses objections ont été faites dans les différents congrès à la neutralisation des navires hôpitaux, objections basées sur ce fait que ces navires, signalés comme devant être des bâtiments non militaires, ne faisant point partie intégrante des flottes, pourraient porter des marchandises, contrebande de guerre, serviraient au ravitaillement des escadres, soit en matériel, soit en personnel, pourraient être abusivement employés comme éclaireurs ou porteurs d'ordres.

Ces objections tombent devant le fait du navire hôpital, complètement militaire, partie intégrante de l'escadre, commandé et armé par un personnel faisant régulièrement partie des cadres, et naviguant avec l'escadre ou isolément, suivant un itinéraire fixé d'avance et dont il ne pourrait s'écarter sans perdre ses droits à la neutralité.

Le personnel des formations sanitaires de 1re ligne des armées européennes appartient aussi aux cadres réguliers de ces armées, et comprend non seulement des médecins et des infirmiers, mais des militaires de toutes armes, employés comme brancardiers, et des officiers et cavaliers gradés, appartenant au train des équipages ou à l'artillerie ; ce personnel est néanmoins neutralisé.

Si, par fortune de guerre, ce personnel tombe entre les mains de l'ennemi, il n'est point considéré comme prisonnier, il ne peut être détourné de sa mission spéciale, et doit, ainsi que le matériel de la formation sanitaire, être rendu à sa nation suivant des règles prévues et déterminées.

Ne peut-il en être de même dans les différentes marines et le navire hôpital ne peut-il être neutralisé en suivant des règles analogues ?

Si la question s'arrêtait là, il est permis de supposer qu'elle serait promptement résolue par l'affirmative.

Mais une seconde question vient se greffer sur la première.

Une fois les blessés et naufragés recueillis par le navire hôpital, neutralisé pendant le combat, que deviendra le navire hôpital?

En admettant qu'il continue à faire route avec son escadre et en partage la navigation, il aurait rempli un rôle important et assuré la sécurité des blessés en allégeant les navires de combat. On pourrait, à la rigueur, se contenter d'un pareil résultat.

Il serait pourtant meilleur que ce navire puisse gagner un port, y débarquer son personnel de blessés et rejoindre, à bref délai, la force navale à laquelle il appartient.

C'est ici que les objections se présentent nombreuses, basées sur ce que le navire hôpital rejoignant la base d'opérations, sera porteur de nouvelles, de demandes, et, en rejoignant l'escadre, pourra être porteur d'ordres, de matériel de ravitaillement, de personnel, et sortira ainsi d'un rôle de stricte neutralité.

Ces objections sont sérieuses et il est de toute impossibilité d'y répondre et de les réduire à néant.

Mais de ce qu'un obstacle est infranchissable, il ne s'ensuit pas qu'on ne puisse s'en libérer en le tournant. La difficulté gît dans le va-et-vient opéré par le navire hôpital entre son escadre et sa base d'opérations.

Or ce va-et-vient est-il nécessaire? Nullement, et il nous semble qu'il s'est établi dans les esprits une confusion regrettable entre l'évacuation des blessés à terre et l'évacuation sur la base d'opérations.

Les deux termes ne sont point solidaires l'un de l'autre et doivent être dissociés.

Il ne s'agit ici que d'un intérêt médical et humanitaire, et l'objectif rigoureux est seulement de transporter les blessés maritimes en un point terrestre où ils trouveront les soins nécessaires. La fixation de ce point n'est point imposé par des nécessités inéluctables ; ce point peut être discuté, choisi et fixé d'après les diverses convenances diplomatiques des belligérants.

Avant de rechercher s'il existe en cas de guerre maritime, des points que les belligérants pourraient, d'un commun accord, par convention expresse, reconnaître comme dépôts neutralisés des blessés de nationalité quelconque, il convient de faire quelques remarques sur les conventions actuellement existantes.

Dans une bataille, un mouvement rétrograde d'un parti fait tomber au pouvoir du parti opposé une ambulance chargée de nombreux blessés; d'après les conventions établies, les blessés remis en formes prévues aux mains de l'ennemi sont soignés dans ses formations sanitaires, et l'ambulance elle-même, comprenant matériel et personnel, est renvoyée à l'armée dont elle fait partie intégrante, d'après un itinéraire fixé par l'autorité militaire.

Voilà, tout d'abord, un exemple de corps militaire neutralisé traversant un territoire et les lignes ennemies, en gardant ses couleurs nationales, accolées au pavillon international de Genève.

Ce fait admis dans les guerres continentales est-il irréalisable dans les guerres maritimes ?

Qu'on nous permette d'imaginer un exemple concret! Après une action navale dans la Méditerranée, un navire hôpital a recueilli les blessés de son escadre, sauveté des hommes de la nationalité adverse et de la sienne, tombés à la mer ou échappés des flancs d'un navire coulé bas par la canonnade ennemie. Supposons que, pour une raison quelconque, notre escadre doive tenir la mer sans relâche, le navire hôpital ne peut avoir que deux lignes de conduite, ou continuer à faire route avec son escadre, dont les navires auront été néanmoins allégés d'un personnel encombrant, ou faire route séparée pour déposer dans une formation sanitaire terrestre sa cargaison de blessés. Dans ce cas, quelle route peut-il faire?

Si nous supposons la mer complètement libre, sans crainte de rencontre fâcheuse, rien n'empêche le navire hôpital de faire route sur Toulon, Alger, la Corse, Bizerte, suivant le cas, et de revenir sans encombre à l'endroit fixé.

Si, au contraire, la route n'est pas libre, s'il doit invoquer sa neutralité pour passer à travers les lignes ennemies, l'adversaire a évidemment le droit de craindre que le but philanthropique consacré par la neutralité ne serve de masque à une intervention fâcheuse pour ses intérêts belligérants; la route sur un port français étant reconnue inadmissible, en quoi la route sur un port ennemi serait-elle préjudiciable aux intérêts de l'ennemi lui-même et à la mission spéciale du navire.

Que les blessés français soient débarqués et soignés à Toulon ou qu'ils soient débarqués et soignés à Naples, leur situation, en tant que blessés, est assurée et c'est là le seul point en cause.

Reste à examiner si cette solution est admissible pour les belligérants.

Si, après un combat naval dans la Méditerranée, un bâtiment hôpital italien, chargé de blessés, se présentait devant un port français, avec les marques authentiques de sa mission et de sa neutralité, reconnu par les sémaphores, les torpilleurs ou autres croiseurs, et convoyé par eux dans la grande rade de Toulon, privé de toute communication avec la terre, débarrassé par les soins du port de sa cargaison de malades et reconduit immédiatement sans ravitaillements d'aucune sorte jusqu'en dehors des eaux nationales, constituerait-il un danger pour notre flotte, pour la sécurité de la défense du port de Toulon ? Causerait-il une diminution de notre puissance, une augmentation de la puissance de l'adversaire ?

Les observations faites par le personnel de ce navire pourraient-elles être d'un secours quelconque à l'ennemi ?

Nous n'avons point qualité pour répondre à ces questions ; il nous semble, toutefois, que l'inconvénient ne serait point considérable et que les secrets du port pourraient se défendre facilement.

L'inconvénient serait-il plus grand si, changeant les rôles, nous imaginons un navire hôpital neutralisé français, se présentant devant Naples ?

Mais nous avons supposé, gratuitement, que le navire se présente devant un port de guerre ! Cette supposition n'est point nécessaire. Un point de côte, pourvu d'un hôpital, voilà le seul objectif de notre navire. Marseille, Cette, Port-Vendres ou Livourne feront autant son affaire que Toulon ou Gênes ; et en l'espèce, puisqu'il s'agit de convention internationale projetée, rien n'empêche les parties contractantes de désigner à l'avance, si tel est leur intérêt commun, des points déterminés pour le débarquement des blessés maritimes, en fixant les formalités de la reconnaissance des navires, du débarquement des blessés et le sort ultérieur de ces derniers.

En choisissant des points dénués de toute importance militaire, on pourrait peut-être arriver à une entente facile, fondée sur l'indifférence de l'opération au point de vue des intérêts militaires des belligérants et sur la réciprocité de services équivalents. Les objections ne sont point épuisées cependant. Le navire hôpital neutralisé se rendant du lieu du combat à un point situé en territoire ennemi, mais neutralisé par son affectation à un service neutralisé lui-même (alors que les nations belligérantes ont toutes déterminé sur leurs territoires des points analogues), ne soulèvera peut-être aucune objection irréductible.

Mais son retour du port neutralisé à la force navale dont il fait partie soulèvera certainement quelques objections provenant non des belligérants ayant accueilli la cargaison de blessés, mais bien des belligérants auxquels appartiendrait le navire hôpital.

En effet, pourra-t-on dire, ce navire rejoignant le rendez-vous qui lui a été assigné, peut être suivi ; il va ainsi livrer à l'ennemi le secret stratégique de son escadre et servir à conduire à coup sûr contre son propre parti, une force à laquelle on voudrait dérober sa route et par conséquent ses projets.

L'objection, grave en apparence, renferme bien des éléments de spéciosité. Sa valeur eût été grande du temps où les flottes de Nelson et de Ganteaume, se cherchaient inutilement dans la Méditerranée, pendant plusieurs semaines, où une flotte pouvait pratiquer vingt atterrissages sans que la flotte adverse en eût connaissance, mais, par le temps actuel où les navires filant quinze nœuds sont jugés de vitesse insuffisante, où les côtes sont jalonnées de sémaphores, où les fils télégraphiques mettent en communication instantané tous les rivages méditerranéens, quelle apparence qu'après un combat naval, deux flottes ennemies aient perdu contact ou connaissance l'une de l'autre au point d'avoir à rechercher ce contact plusieurs jours après la lutte. Est-il croyable que la flotte qui aurait réussi à se dérober à la flotte adverse, puisse se dérober aussi à la connaissance des neutres, des sémaphores et du gouvernement ennemi? Car en l'espèce, il ne s'agit pas des manœuvres du début de la lutte, au moment où les flottes adverses se dérobent l'une à l'autre pour frapper des coups imprévus sur la côte ennemie ; il s'agit d'une époque avancée des hostilités, après une action meurtrière, et plusieurs jours après cette action. Les télégraphes, les rapports des croiseurs, les dépêches des pigeons voyageurs donneront alors à chaque adversaire des renseignements plus rapides que n'en donnerait la poursuite d'un paquebot neutralisé.

D'ailleurs si ces objections avaient une valeur irréductible et que le navire hôpital, une fois sa cargaison de blessés débarquée, dût se résigner à l'immobilité, il n'en resterait pas moins acquis qu'il aurait rempli une mission importante. Mais il est peut-être un moyen de lever cette objection et de tourner la difficulté; car si nous avons pour objectif le débarquement des blessés dans un hôpital terrestre, le point terrestre neutralisé, n'est point nécessairement situé sur le continent et sur le territoire de l'une ou l'autre des nations belligérantes. Si, dans une guerre continentale, les armées en opération ne peuvent occuper que leur territoire ou le territoire ennemi, dans une guerre navale les flottes seront, le plus souvent, en eaux neutres, et il ne serait peut-être pas impossible de trouver dans ces eaux neutres un point neutre lui-même, dépourvu de toute valeur stratégique, médiatisé d'un commun accord, pourvu par la société internationale de secours aux blessés, la Croix-Rouge, d'établissements médicaux suffisants, ouvert aux navires hôpitaux neutralisés des belligérants, sans distinction de nationalité, fermé aux navires non neutralisés de ces mêmes belligérants. Un îlot appartenant à une puissance à la fois signataire de la convention internationale et non belligérante, pourrait constituer un territoire neutre affecté par destination aux blessés et naufragés de guerre maritime.

Une île grecque de l'Archipel, une île espagnole de la Méditerranée, rempliraient ces conditions dans des cas de guerre que nous n'avons pas à définir d'une façon plus précise.

Il nous semble que les difficultés d'une pareille négociation ne seraient pas jugés insurmontables par la diplomatie des nations qui ont accepté la formation de congrès internationaux pour résoudre la question du secours aux blessés des guerres maritimes.

Nous ne pouvons que former des vœux, mais nous n'hésitons pas à formuler celui que le projet que nous venons d'esquisser soit jugé digne d'être pris en considération.

Avant d'abandonner la question, il est peut être utile d'examiner quelques points subsidiaires pour répondre à des observations provenant de sources différentes.

Sans doute, nous a-t-on dit, un navire hôpital neutralisé, naviguant en escadre à son poste, pourra, au moment d'une action de jour, sortir de la ligne, s'écarter momentanément du théâtre de l'action et se trouver à l'abri de toute agression, sauvegardé par ses marques de neutralité; mais dans une marche et une attaque de nuit, sera-t-il sûr de se faire reconnaître? sera-t-il à l'abri des attaques d'un torpilleur aventureux?

Même éloigné, ne pourra-t-il être atteint par les projectiles? Le navire hôpital, quelque neutralisé qu'il puisse être par les règlements, ne sera jamais, en fait, soustrait aux hasards de la lutte. Quelle est alors son utilité?

Tout d'abord, il semble que dans une rencontre de nuit entre deux escadres, le navire neutralisé peut sortir de la ligne et se faire reconnaître par des signaux appropriés, avec assez d'efficacité pour qu'il puisse remplir sa mission. Quant aux torpilles et aux boulets égarés qu'il pourra rencontrer sur sa route, ils constitueront des accidents semblables à ceux que court une ambulance couverte du pavillon de Genève et recevant sur un champ de bataille des boulets ou des balles qui ne lui sont pas directement et volontairement adressés.

Rien n'est parfait dans ce monde et l'on ne peut arguer de la non-perfection absolue pour rejeter systématiquement une proposition, dans quelque ordre d'idée que ce soit. S'approcher de la perfection autant que cela est pratiquement possible, tel est le seul but que l'homme peut se proposer. Le navire hôpital neutralisé est un navire militaire spécialement aménagé pour le service des blessés, soustrait aux attaques directes et voulues des combattants, offrant aux naufragés et blessés un asile que ne peuvent leur fournir les navires de combat mais courant toutes les chances d'une navigation pleine d'écueils.

Le système que nous venons d'exposer repose sur les principes suivants :

I. — Le navire hôpital neutralisé, est un navire de l'état faisant partie intégrante de l'escadre, commandé et monté par un personnel régulièrement militaire.

II. — Le navire hôpital, chargé de blessés après une action navale, peut faire route avec son escadre, ou déposer sa cargaison suivant les cas, à un point de la base d'opérations ou à un point neutralisé.

III. — Les blessés et naufragés de guerre, débarqués sur des points neutralisés en territoire ennemi, sont soignés par l'ennemi et traités après guérison comme les blessés des armées de terre soignés dans une ambulance ennemie.

IV. — Le navire hôpital neutralisé, ayant atterri sur un point neutralisé en territoire ennemi, peut être retenu sur ce point pendant un temps à déterminer, fixé par les conventions internationales.

V. — Le navire hôpital neutralisé ayant atterri sur un point médiatisé en territoire neutre, ne peut être retenu sur ce point une fois sa mission terminée.

VI. — Les puissances signataires de la convention internationale désignent toutes, sur leurs territoires, des points d'atterrissage pour les navires hôpitaux neutralisés, sans distinction de nationalité.

VII. — En cas de guerre maritime, les navires hôpitaux neutralisés des puissances belligérantes, peuvent atterrir et déposer leurs blessés dans les établissements d'une puissance signataire de la convention internationale et non belligérante.

VII. — La convention internationale détermine la nature de l'armement et la qualité du personnel embarqué sur le navire hôpital neutralisé.

Nota A. — La qualité du personnel des navires hôpitaux a été discuté dans certains écrits, et M. le commandant Houette, dans un rapport remarquable, après avoir établi que le navire hôpital doit faire partie intégrante de l'escadre, conteste au personnel de ce navire la possibilité d'être militaire ou militarisé.

Cette impossibilité nous semble très discutable :

En droit et en fait, le personnel militaire entrant dans la composition des ambulances des armées de terre est neutralisé, et il comporte non seulement des médecins et des infirmiers, mais des officiers et sous-officiers de différentes armes (train des équipages, artillerie).

Quelle impossibilité y a-t-il à neutraliser, en même temps que les infirmiers et médecins du navire hôpital, l'équipage et les officiers ? Il serait certainement pénible pour un lieutenant ou des enseignes de vaisseau, d'être embarqnés en temps de guerre sur un semblable navire, et privés par ce fait des occasions légitimes de se distinguer. Mais un navire neutralisé peut être équipé et commandé par un personnel régulièrement militaire, sans qu'il soit nécessaire de faire appel à un personnel dont la place légitime est au feu de l'ennemi.

Sont régulièrement officiers en temps de guerre tous les capitaines au long cours, et parmi ceux-ci on trouvera facilement le nombre d'officiers nécessaires à l'armement des navires hôpitaux, et si l'on admettait que le commandement de ces navires, devant naviguer en escadre, ne puisse être confié qu'à des officiers habitués aux manœuvres d'ensemble et aux signaux, il serait encore facile de trouver, parmi les officiers du cadre de réserve, des officiers rompus au service d'escadre, et qui, détournés du désir de la lutte par leur âge, leur état de santé, seraient heureux de pouvoir rendre en temps de guerre des services utiles, sinon glorieux.

Nota B. — Le navire hôpital affecté au service des escadres peut être organisé sans frais considérables; il suffirait de paquebots réquisitionnés à la façon des croiseurs auxiliaires, dont les aménagements seraient prévus et fixés dès le temps de paix, ayant leur matériel particulier déposé à leur port d'attache (Marseille, le Havre, etc.), gardant, au moment de la guerre, leur personnel de navigation auquel serait adjoint un commandant, des officiers, un personnel administratif et médical, prévu et désigné à l'avance dans les feuilles de mobilisation.

Le système que nous venons d'exposer, bien que ne répondant peut-être pas à tous les desiderata de l'évacuation constante des blessés d'une escadre (car il reste toujours la suspicion de l'usage des routes faites par le navire hôpital naviguant isolément) nous semble cependant répondre aux objections soulevées dans les divers congrès et être admissible, tant au point de vue de l'efficacité des services qu'il assure, qu'au point de vue des garanties internationales.

Paris — Imprimerie L. Baudoin, 2, rue Christine.

www.ingramcontent.com/pod-product-compliance
Ingram Content Group UK Ltd.
Pitfield, Milton Keynes, MK11 3LW, UK
UKHW012301240726
13966UKWH00004B/1551